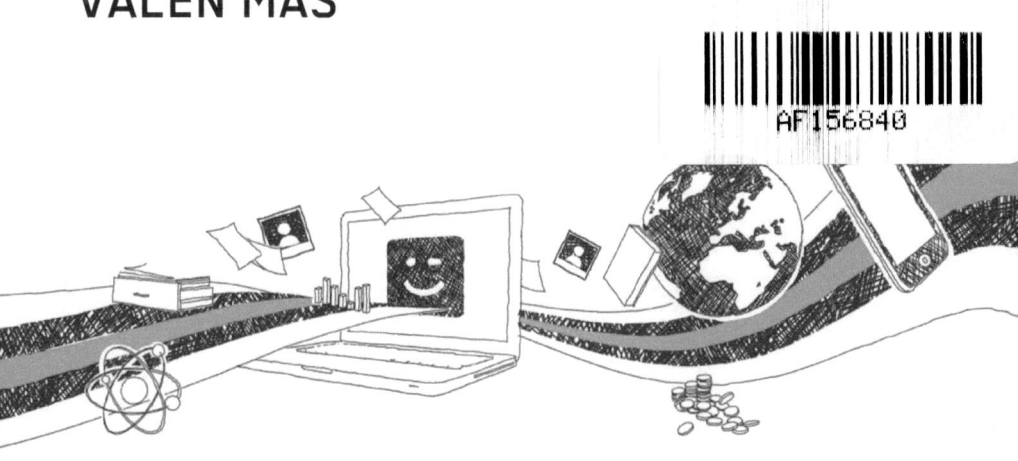
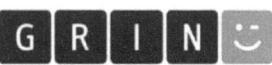

Bibliographic information published by the German National Library:

The German National Library lists this publication in the National Bibliography; detailed bibliographic data are available on the Internet at http://dnb.dnb.de .

Imprint:

Copyright © 2018 GRIN Verlag
Print and binding: Books on Demand GmbH, Norderstedt Germany
ISBN: 9783668867529

This book at GRIN:

https://www.grin.com/document/451715

Zarela Zubieta

Síndrome de Cushing como consecuencia del tratamiento de penfigo

GRIN Verlag

GRIN - Your knowledge has value

Since its foundation in 1998, GRIN has specialized in publishing academic texts by students, college teachers and other academics as e-book and printed book. The website www.grin.com is an ideal platform for presenting term papers, final papers, scientific essays, dissertations and specialist books.

Visit us on the internet:

http://www.grin.com/

http://www.facebook.com/grincom

http://www.twitter.com/grin_com

Síndrome de Cushing como consecuencia del tratamiento para Pénfigo

Autor: Zarela Zubieta

DEDICATORIA

Dedico este trabajo a mi madre, que siempre me brindó su apoyo; mis hermanos, que están a mi lado en todo momento; a mi novio, que me alentó desde el primer día y me dio el aliento que necesitaba para no rendirme.

Agradezco a la institución IFTS°10 que me formo como profesional, a cada uno de los excelentes profesores que siempre estuvieron prestos brindar su conocimiento.

INDICE

RESUMEN

El Pénfigo es considerada una enfermedad poco frecuente, ya que el número de personas afectadas es muy reducido y no existen registros o documentos específicos que haga referencia sobre los casos ocurridos en el país o en Latinoamérica. Es una enfermedad autoinmune en la que el principal órgano afectado es la piel por la presencia de ampollas y llagas. Generalmente se ven afectadas las zonas de la boca, garganta, pecho y espalda.

Esta patología generalmente suele ser benigna, pero en aquellos casos que no se sigue un tratamiento adecuado, puede llegar a ser mortal.

El tratamiento a elección es la administración de corticoides, siendo el más usado la prednisona, sin embargo, el uso a tiempos prolongados y a altas dosis de este medicamento aumenta la probabilidad de desarrollar en el paciente un conjunto de signos y síntomas conocidos como el Síndrome de Cushing; todo esto conduce al paciente a un deterioro de su calidad de vida.

ABSTRACT

Pemphigo isconsidered a raredisease, sincethenumber of peopleaffectedisverysmall and there are no records orspecificdocumentsthatrefer to cases thathaveoccurred in the country or in LatinAmerica. Itisanautoimmunedisease in whichthemainorganaffectedisthe skin due to thepresence of blisters and sores. Theareas of themouth, throat, chest and back are usuallyaffected.

Thispathologyisusuallybenign, but in cases that do notfollowpropertreatment, can be fatal.

Thetreatment of choiceistheadministration of corticosteroids, beingthemostusedprednisone, however, the use of long-term and high doses of thisdrugincreasestheprobability of developing in thepatient a set of signs and symptomsknown as Syndrome Cushing; Allthis leads thepatient to a deterioration of theirquality of life.

4

OBJETIVOS

Conocer la enfermedad es muy importante, ya que se puede incluir dentro de las poco frecuentes, proporciona información confiable y de fácil comprensión para el público en general, pero especialmente para que las personas que la padecen puedan ser consideradas, entendidas y que la investigación facilite a los médicos su reconocimiento. Esto permite reconocer las características de la misma y poder tener acceso diagnóstico y tratamiento de manera temprana

¿El uso de corticoides para tratar el Penfigo termina desarrollando el síndrome de Cushing, como consecuencia del tratamiento?

INTRODUCCION

El pénfigo es un tipo de enfermedad autoinmune rara y poco frecuente de la piel. Es una dermatosis ampollosa, que, ante la ausencia de tratamiento, puede llegar a ser mortal.

Se caracteriza por el desarrollo de ampollas en la epidermis (capa más externa de la piel) y como existen diferentes tipos de pénfigo, dependiendo del tipo, es el área que se verá afectada.

Se conocen 5 tipos principales de pénfigo, entre los que están el pénfigo vulgar, que aparecen las ampollas principalmente en la boca; el pénfigo foliáceo, las ampollas suelen aparecer primero en la cara y el cuero cabelludo y posteriormente en el pecho y la espalda; el pénfigo vegetante, aparecen ampollas gruesas en la ingle y las axilas; el pénfigo IgA, las ampollas son parecidas a las de tipo foliáceo, solo que estas pueden aparecer con pus; y el pénfigo paraneoplástico, que se da en personas que tienen cáncer y pueden generar ampollas en la boca, labios, parpados y problemas graves de los pulmones.

El tratamiento para atenuar la aparición de ampollas depende de que tan grave se encuentre la enfermedad, si es localizada y no es tan grave se usa corticoesteroides tópicos que se aplican directamente en la zona afectada, si, por el contrario, la enfermedad es más generalizada, se requiere además corticoesteroides sistémicos, a esto se le puede sumar terapia con inmunosupresores para los estadios más graves.

Analizar como el uso de corticoides para tratar el Penfigo termina desarrollando el síndrome de Cushing, como consecuencia del tratamiento.

MARCO TEORICO

La Piel

La piel es considerada el órgano más grande del cuerpo, ya que constituye entre el 15 al 20 % de la masa total. Desde un punto de vista histológico, podemos decir que la piel está formada por tres capaz principales. La epidermis, la dermis y la hipodermis.[1]

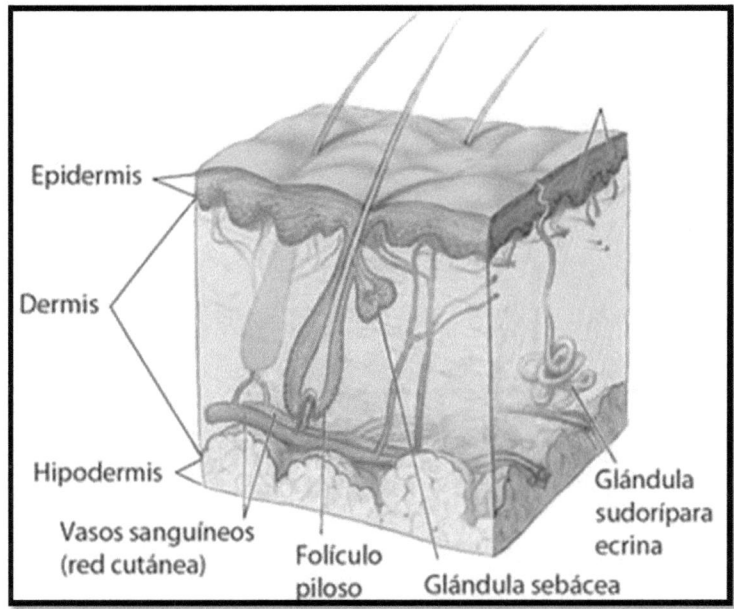

Imagen gráfica de las capas de la piel

Extraída de: https://www.fortouladn.com/blogs/news/el-colageno-y-la-elastina-proteinas-de-la-piel

---

[1] Libro: Histología, Ross y Pawlini, sexta edición, año 2012, editorial Panamericana

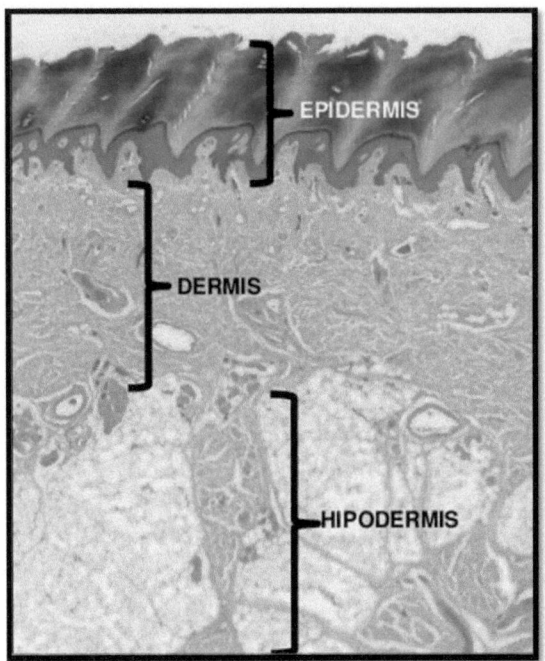

Imagen histología de las capas de la piel.

Extraída de:https://es.slideshare.net/julianazapatacardona/histologia-de-la-piel-41057741

- Epidermis: Formada por el epitelio plano estratificado, que crece continuamente, pero debido al proceso de descamación contante mantiene su espesor normal.

  La epidermis, a su vez, se encuentra formada por un estrato basal, estrato espinoso, estrato granuloso, estrato lucido y estrato corneo, estos diferentes estratos se diferencian por las células que lo forman.[2]

---

[2] Libro: Histología, Ross y Pawlini, sexta edición, año 2012, editorial Panamericana

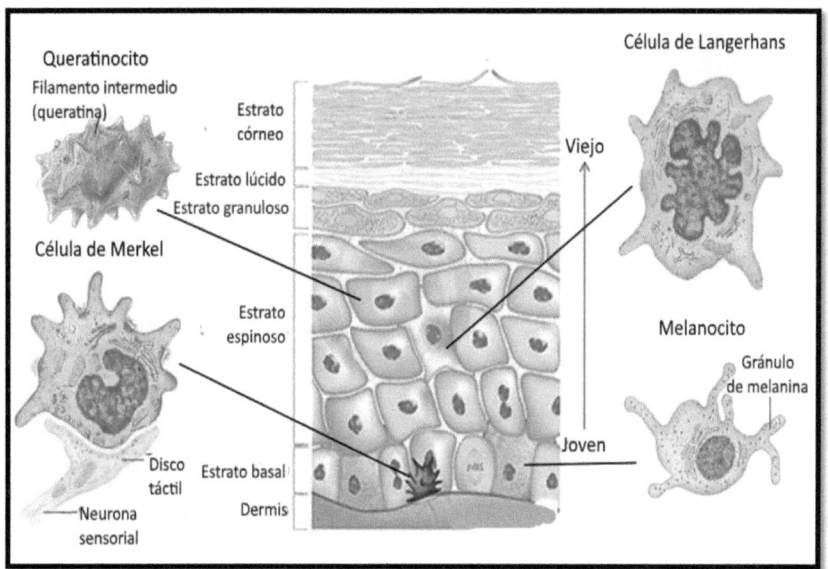

Estructura y tipos celulares de la epidermis

Extraída de: http://b-log-ia20.blogspot.com/2015/12/el-sistema-tegumentario.html

- Dermis: Formada por tejido conectivo denso que sirve de resistencia, sostén y otorga espesor a la piel.

  La dermis está formada por dermis papilar, que es la más superficial, ubicada por debajo de la epidermis; y la dermis reticular, es la más profunda, con respecto a la dermis papilar.[3]

---

[3] Libro: Histología, Ross y Pawlini, sexta edición, año 2012, editorial Panamericana

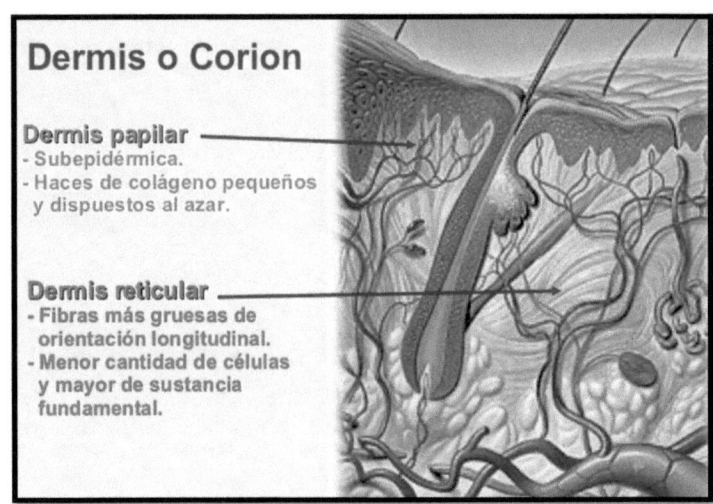

Partes de la dermis

Extraída de: http://b-log-ia20.blogspot.com/2015/12/el-sistema-tegumentario.html

- Hipodermis: Posee una cantidad variante de tejido adiposo que se encuentra organizado en lobulillos separados por tabiques de tejido conjuntivo.

Entre las principales funciones de la piel están

- Sirven de barrera que protege al cuerpo contra agentes físicos, químicos y biológicos del medio externo.
- Interviene en la homeostasis, regulando la temperatura corporal y la perdida de agua.
- Transmite información sensitiva, acerca de medio externo al sistema nervioso.
- Excreta y absorbe sustancias.[4]

---

[4] Libro: Histología, Ross y Pawlini, sexta edición, año 2012, editorial Panamericana

Uniones Celulares

En el desarrollo de los organismos multicelulares complejos, las células progenitoras se diferencian en distintos tipos celulares que tienen funciones, estructuras y composiciones diferentes. Las células de un tipo se agrupan para formar "tejidos" y distintos tejidos pueden organizarse para formar un "órgano".

Para que se puedan formar los tejidos, las células necesitan adherirse de alguna forma entre sí, ya sea directamente entre ellas, o por medio de moléculas de adhesión celular.

Las uniones celulares que se conocen son: Uniones de Oclusión, Uniones de Anclaje y Uniones Comunicantes.[5]

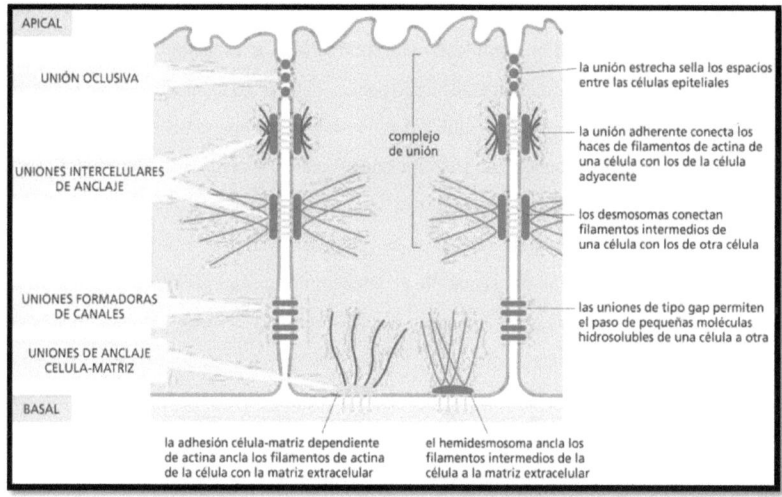

Tipos de uniones celulares

Extraída de: https://docplayer.es/72981472-Biologia-celular-y-molecular-matriz-extracelular-y-uniones-celulares.html

---

[5] Libro: Biología celular y Molecular, Lodish y colaboradores, quinta edición, año 2005, editorial Panamericana.

Penfigo

El Pénfigo es un trastorno ampolloso originado por la presencia de anticuerpos que provocan la disolución de las uniones intercelulares dentro de la epidermis y el epitelio mucinoso.

Las ampollas pueden ir acompañadas de dolor intenso, picazón, ardor y escozor. Si es extenso, las ampollas pueden provocar pérdida de fluido, infección y desfiguración potencialmente mortales. El pénfigo también puede provocar un significativo daño en la piel, entre ellas, la pérdida de las uñas y la alteración pigmentaria, lo que hace que la intervención y el tratamiento oportunos sean esenciales para la prevención de la discapacidad.

El pénfigo es una enfermedad crónica que, sin el tratamiento adecuado, no se observa mejora. Los enfoques de tratamiento incluyen una fase de control y luego una fase de mantenimiento, con la posibilidad de una remisión completa o una recaída de la enfermedad (brote).

El tipo de unión que se ve principalmente implicada en el pénfigo es el desmosoma, una de sus funciones es mantener unida dos células. Los desmosomas son estructuras organizadas con tres tipos de moléculas: cadherinas, proteínas de armadillo y plaquinas. Dentro del grupo de las cadherinas se encuentran dos grupos distintos de proteínas transmembrana llamadas desmocolinas y desmogleínas, cada una de ellas integradas por tres isoformas (1, 2 y 3). Dentro del grupo de las proteínas de armadillo se encuentran la placoglobina y la placofilina, son proteínas intracitoplasmáticas que conectan con la desmogleína y desmocolina, regulando la actividad adhesiva de estas moléculas. La familia de las plaquinas son proteínas intracelulares formadas por la desmoplaquina, envoplaquina, periplaquina y plectina. La desmoplaquina es la más abundante y se cree que es la proteína que se encarga de ligar directamente los filamentos intermedios de queratina.[6]

El común denominador de todas las formas del pénfigo es la lisis, disolución o acantolisis de los puentes intercelulares que conectan las células epiteliales escamosas.[7]

---

[6] http://www.scielo.org.ve/scielo.php?script=sci_arttext&pid=S0367-47622009000100004&lng=es&tlng=es
[7] http://www.scielo.org.ve/scielo.php?script=sci_arttext&pid=S0367-47622009000100004&lng=es&tlng=es

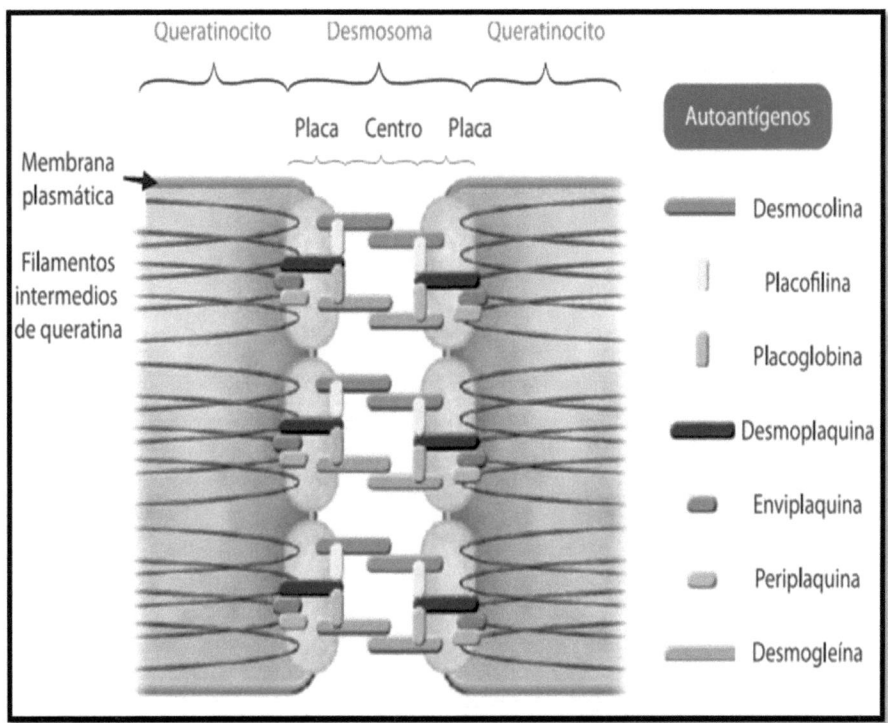

Estructura de los desmosomas

Extraída de: https://www.xavierterapies.com/penfigo/

Tipos de Penfigo

Entre los distintos tipos de Pénfigo que se conocen están:

- Pénfigo Vulgar: Es la forma más común de pénfigo (80% de los casos en todo el mundo), por lo general las lesiones se ven inicialmente en las mucosas (oral, nasal, ocular, vaginal, anal) y posteriormente en la piel, especialmente en el cuero cabelludo, la cara, las axilas, las ingles, la espalda y el tronco. Las lesiones primarias son vesículas superficiales y ampollosas que se rompen fácilmente, dejando erosiones superficiales que se cubren de suero seco y costras.

  En este tipo de pénfigo, la respuesta inmune está dirigida principalmente contra la desmogleína 3, aunque también se han encontrado anticuerpos contra la desmogleína 1, envoplaquina, periplaquina, desmoplaquina en menor cantidad.[8]

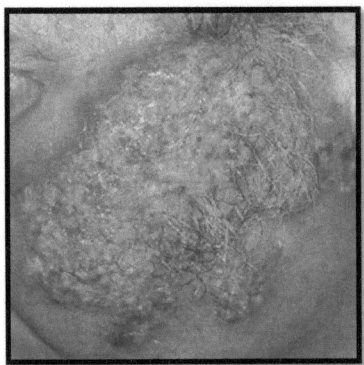

Penfigo Vulgar en el rostro

Extraída de: http://www.iqb.es/dermatologia/atlas/penfigovulgar/penfigo07.htm

---

[8] http://scielo.isciii.es/scielo.php?script=sci_arttext&pid=S1698-44472005000400001&lng=es&tlng=es.

14

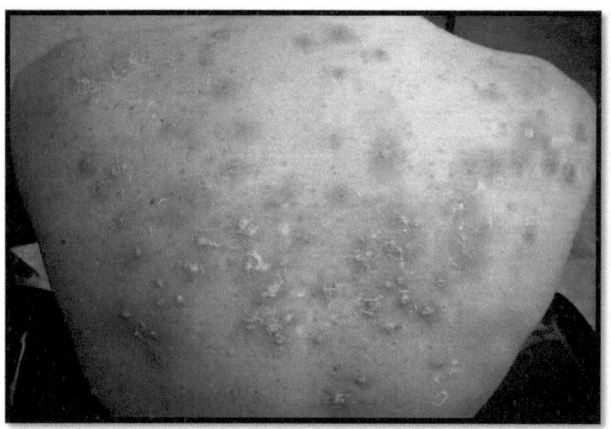

Penfigo Vulgar en espalda

Extraída de: http://www.integradermatologica.com/m/penfigo-vulgar/

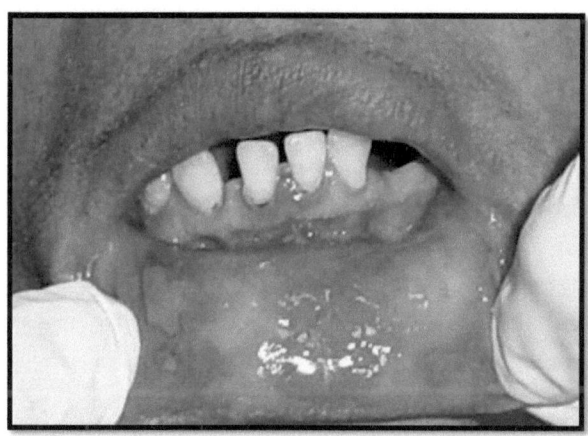

Penfigo Vulgar en mucosa oral

Extraída de: http://enfermedades-2012.blogspot.com/2012/03/penfigo.html

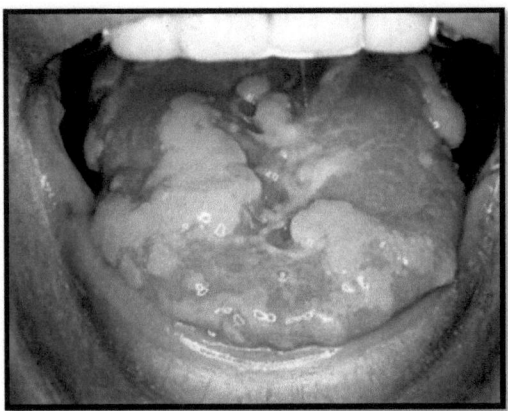

Penfigo Vulgar en la lengua

Extraída de: http://www.iqb.es/dermatologia/atlas/penfigovulgar/penfigo08.html

- Pénfigo Foliáceo: Es el más superficial de los diferentes tipos de pénfigo y está producida por la presencia de anticuerpos contra la desmogleína 1 principalmente. Los lugares donde se observa las ampollas son regularmente en la espalda, el cuero cabelludo, la cara, el tórax y las mucosas, aunque es muy infrecuente. Las ampollas son tan superficiales que se observan principalmente como zonas de eritema y costras.[9] Existen diferentes formas de este tipo de pénfigo:
  - ✓ Pénfigo Foliáceo Endémico: Se ha descrito en la selva tropical de Suramérica, principalmente en Brasil, Perú y Colombia. Se cree que este tipo de pénfigo se desencadena por la exposición de individuos genéticamente susceptibles a factores medioambientales que favorecen este tipo de pénfigo, aunque no se ha concluido nada.
  - ✓ Pénfigo Foliáceo Eritematoso: Se la considera una forma localizada y menos grave del pénfigo foliáceo, y parece ser una mezcla entre lupus y pénfigo. A este tipo de pénfigo foliáceo también se lo conoce como pénfigo seborreico o Síndrome de Senear – Usher.

---

[9] http://scielo.isciii.es/scielo.php?script=sci_arttext&pid=S1138-123X2004000400005&lng=es&tlng=es.

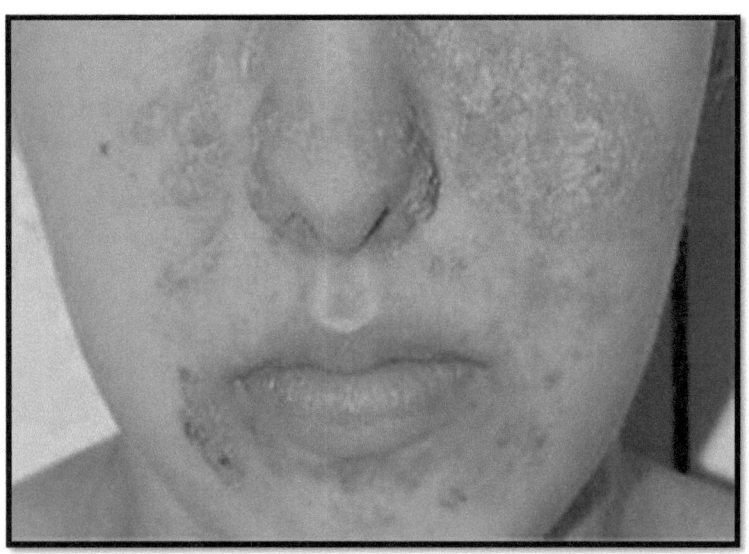

Penfigo Foliáceo en el rostro.

Extraída de: http://www.elsevier.es/es-revista-piel-formacion-continuada-dermatologia-21-articulo-tratamiento-los-penfigos-S021392511100459X?code=kOcZl7FfUEgHpmyTuR80oYCKVGAaQd&newsletter=true

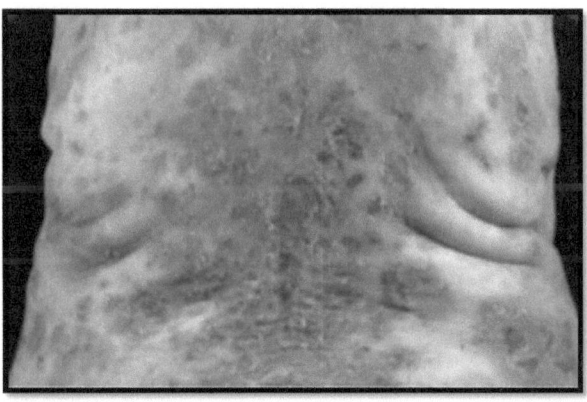

Penfigo Foliáceo en espalda

Extraída de: https://www.slideshare.net/JMellxor/pnfigo-60290040

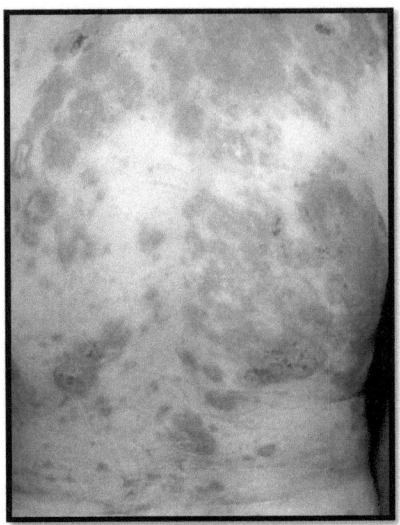

Penfigo Eritematoso en espalda

Extraída de: http://www.iqb.es/dermatologia/atlas/penfigovulgar/penfigo12.html

- Pénfigo Paraneoplásico: Se produce en asociación a varios tumores malignos, sobre todo en el linfoma de no Hodgkin. Su caracteriza clínica se debe a la presencia de erosiones orales muy dolorosas y persistentes.

Las lesiones observadas son muy extensas y afectan principalmente los bordes de la lengua y los labios, mucosa de la boca.[10]

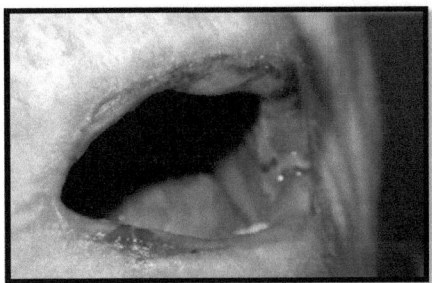

Penfigo Paraneoplásico en el labio

Extraída de: https://es.slideshare.net/criscondediaz/sndromes-paraneoplsicos-cutneos

---

[10] http://www.redalyc.org/articulo.oa?id=180531324007>

- Pénfigo IgA: La mayoría de los diferentes tipos de Pénfigo se desarrollan por depósitos intercelulares de IgG, sin embargo, se descubrió un tipo de pénfigo con depósitos de IgA que se encuentran mayormente localizados entre la epidermis y la dermis, estos depósitos de IgA se unen a componentes dentro y fuera del desmosoma. Este tipo de pénfigo se observa generalmente en mujeres en la sexta década de vida.

- Pénfigo Vegetante: Es una forma poco frecuente que generalmente empieza sin ampollas y con presencia de unas placas vegetantes verrugosas (como verrugas) y malolientes.

Diagnóstico de Penfigo

Para un diagnóstico definitivo, los médicos deberían considerar[11]:
- Presentación clínica: examen visual de lesiones cutáneas.
- Biopsia de lesión: se extrae una muestra de la piel ampollada y se examina al microscopio. Además, se puede determinar la capa de piel en la que se produce la separación de célula a célula.
- Inmunofluorescencia directa: la muestra de piel se trata para detectar anticuerpos desmogleína en la piel. La presencia de estos anticuerpos indica pénfigo.
- Prueba de inmunofluorescencia indirecta o título de anticuerpos. Esto mide los anticuerpos anti-desmogleína en el suero sanguíneo. Se puede usar para obtener una comprensión más completa del curso de la enfermedad.
- ELISA. También está disponible un ensayo en suero para anticuerpos contra la desmogleína, conocido como ELISA. Aunque en muchos casos existe una correlación entre el ELISA y la actividad de la enfermedad, no es así en todos los casos.

---

[11] http://www.redalyc.org/articulo.oa?id=180522550006

En el pénfigo vulgar se puede observar acantolisis de células malpigianas. La acantolisis es la perdida de las conexiones intercelulares entre los queratinocitos de la epidermis, es decir, la desaparición de los desmosomas.

El líquido que penetra en la hendidura contiene linfocitos, monocitos, histiocitos, polinucleares y células Malpighi disociadas. La parte más profunda de la epidermis, que corresponde con el estrato basal, por debajo de la capa granular, está intacta. La dermis muestra edemas e infiltrados inflamatorios con numerosos eosinófilos que invaden el epitelio antes de que se produzca la acantolisis[12]

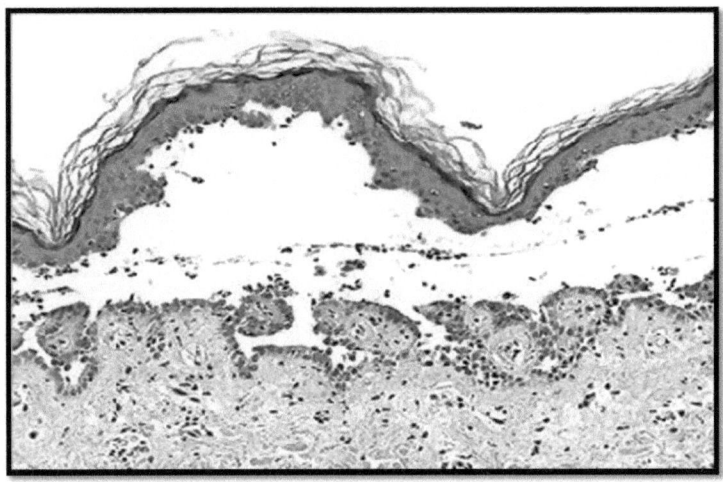

Acantolisis suprabasal de las células de Malpighi. Edema e infiltrado inflamatorio en la dermis

Extraída de: http://www.iqb.es/dermatologia/atlas/penfigovulgar/penfigo09.htm

---

[12] Bystryn JC, Rudolph JL. Pemphigus. *Lancet,* (2005), Vol. 366 Issue 9479, p61-73

En el pénfigo foliáceo, se puede observar que las ampollas tienen las mismas características que en el pénfigo vulgar, pero son más superficiales. La serosidad humedece y aleja las células que se descaman fácilmente. A veces se observan elementos disqueratósicos en las capas más precorneas.[13]

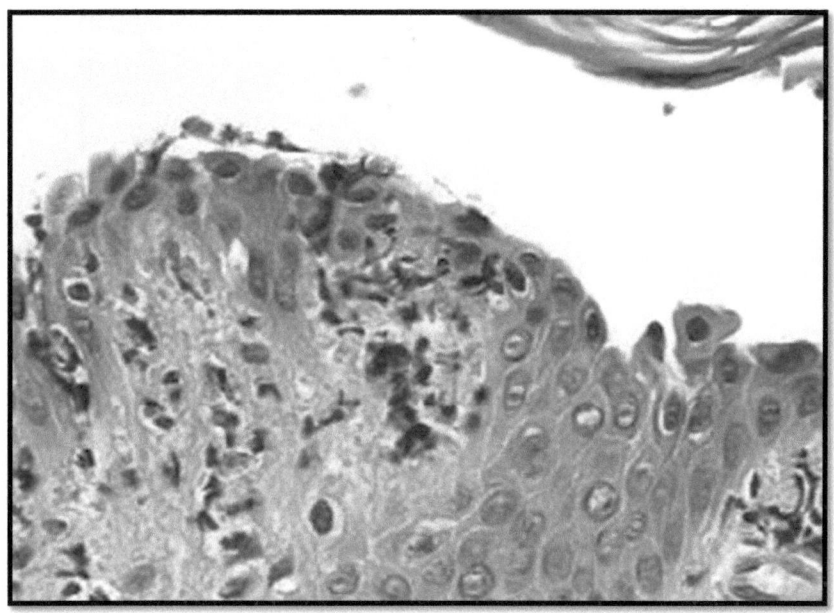

Acantolisis suprabasal. Los queratinocitos del suelo de la flictena se asemejan a "lapidas sepulcrales".

Extraída de: http://www.iqb.es/dermatologia/atlas/penfigovulgar/penfigo11.htm

---

[13] Bystryn JC, Rudolph JL. Pemphigus. *Lancet,* (2005), Vol. 366 Issue 9479, p61-73

En el pénfigo foliáceo, también se pueden notar anticuerpos IgG en sangre periférica, además de notarse depósitos de IgG en las capas más superficiales de la epidermis, todo esto se observa usando el método de inmunofluorescencia directa.[14]

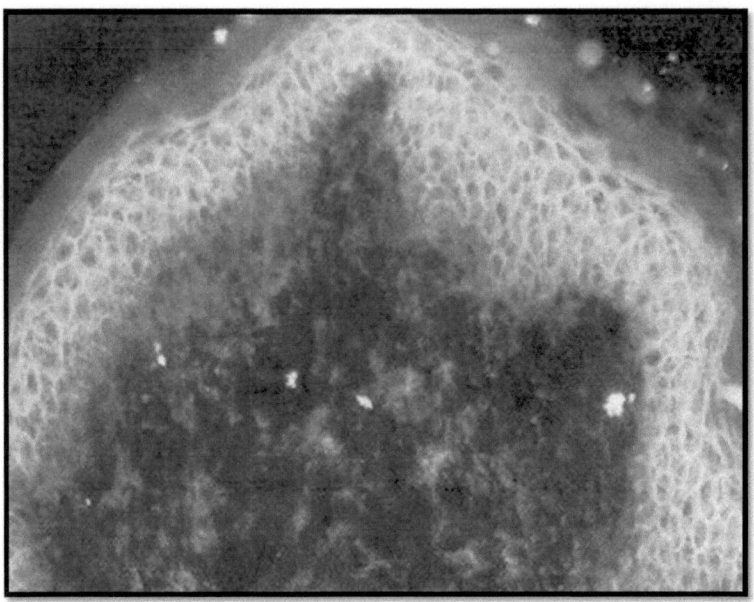

Inmunofluorescencia directa

Extraída de: http://www.iqb.es/dermatologia/atlas/penfigovulgar/penfigo11b.htm

En el pénfigo eritematoso, se puede ver que las ampollas presentan las mismas características que en el pénfigo vulgar o en el foliáceo, pero estas son más superficiales. La serosidad se infiltra y separa las células que se descaman con facilidad. A veces se observan hiperqueratosis con gruesas escamas córneas. [15]

---

[14] Bystryn JC, Rudolph JL. Pemphigus. *Lancet,* (2005), Vol. 366 Issue 9479, p61-73

[15] Bystryn JC, Rudolph JL. Pemphigus. *Lancet,* (2005), Vol. 366 Issue 9479, p61-73

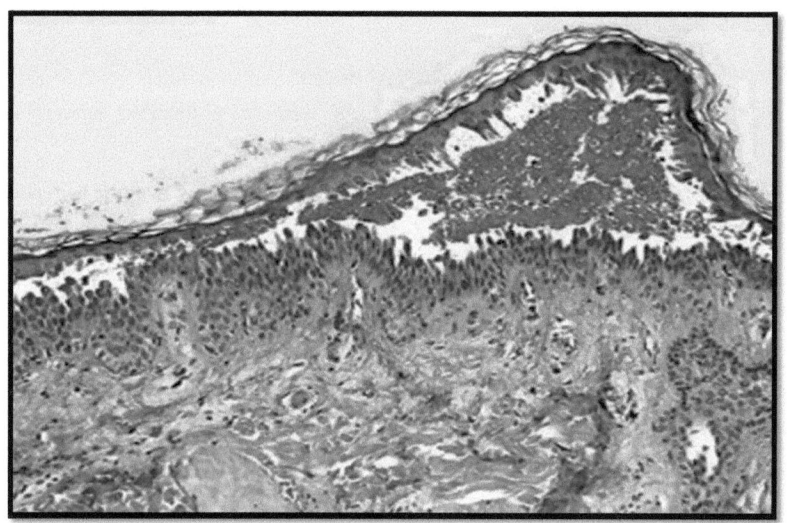

Acantolisis de las capas superficiales de la epidermis.

Extraida de: http://www.iqb.es/dermatologia/atlas/penfigovulgar/penfigo13.htm

Tratamiento de Penfigo

En el tratamiento del Penfigo, se pueden distinguir 3 estadios:

- Control: Un tiempo de terapia intensa que tiene como finalidad suprimir la actividad de la enfermedad hasta que no aparezcan nuevas lesiones.

- Consolidación: Los medicamentos elegidos y las dosis de estos se mantienen hasta la eliminación completa de las lesiones.

- Mantenimiento: La cantidad y dosis de medicamentos pueden reducirse paulatinamente con el objetivo de obtener la dosis más baja que evite la aparición de nuevas lesiones.

Los corticoesteroides imitan el efecto de las hormonas suprarrenales que el cuerpo produce de forma natural. Los corticoesteroides sistémicos son la terapia más aceptada para el tratamiento del Penfigo. En la mayoría de los casos, cuando se usan en dosis elevadas, se puede controlar rápidamente la enfermedad. Los corticoesteroides más comúnmente usados son prednisona y prednisolona.[16]

La prednisona tiene como función suprimir el sistema inmune y limitar la inflamación en el cuerpo. La prednisolona es un tipo de corticoesteroide oral que generalmente se usa en combinación con un inmunosupresor.

Una vez que se pudo controlar la enfermedad, el uso de esteroides se va reduciendo lentamente para minimizar los efectos secundarios. Algunos pacientes entran en remisión completa o parcial; sin embargo, muchos necesitan una ligera dosis de mantenimiento para poder tener la enfermedad bajo control.

Los esteroides tópicos también pueden usarse para el tratamiento del pénfigo. Para tratar la erosión bucal, se pueden usar enjuagues bucales con esteroides, pasta, ungüento o aerosol.

---

[16] https://www.ncbi.nlm.nih.gov/pubmed/18684744

Síndrome de Cushing

El Síndrome de Cushing es causada por la presencia de concentraciones elevadas y mantenidas en el tiempo de esteroides en sangre periférica, ya sean como consecuencia de una producción endógena o por una causa exógena. En este caso, la administración oral o intravenosa a altas dosis es lo que genera este síndrome, también llamado "Síndrome de Cushing Exógeno".[17]

Algunos síntomas son:

- Obesidad
- Cara redondeada
- Brazos y piernas delgados
- Fatiga severa y debilidad muscular
- Presión arterial alta
- Elevación del azúcar en la sangre
- Aparición de hematomas

---

[17] <http://www.redalyc.org/articulo.oa?id=477348945008>

DATOS EPIDEMIOLOGICOS

La enfermedad de Penfigo es una enfermedad poco frecuente, por lo tanto, no hay muchos informes que registren datos con alta confianza.

En la siguiente tabla se observan datos sobre casos registrados en Europa o en el mundo.

Penfigo Vulgar	Prevalencia Estimada: 18/100.000 habitantes en el continente europeo
Penfigo Foliáceo	Prevalencia Estimada: 1.2/100.000 habitantes en el continente europeo
Penfigo Paraneoplásico	Número de Casos Estimados: 60 habitantes en el mundo
Síndrome de Cushing	Prevalencia Estimada: 5,9/100.000 habitantes en el mundo

Datos extraídos de: "Prevalencia de las enfermedades raras: Datos bibliográficos", Informes Periódicos de Orphanet, Serie Enfermedades Raras, Junio 2018, Número 2: Listado por orden de prevalencia decreciente o por número de casos publicados. http://www.orpha.net/orphacom/cahiers/docs/ES/Prevalencia_de_las_enfermedades_raras_po r_prevalencia_decreci ente_o_casos.pdf

Se realizó una encuesta en un grupo de Facebook llamado "Fundación Penfigo", se obtuvieron gráficos armados de un total de 439 pacientes.

➤ En qué país se encuentra

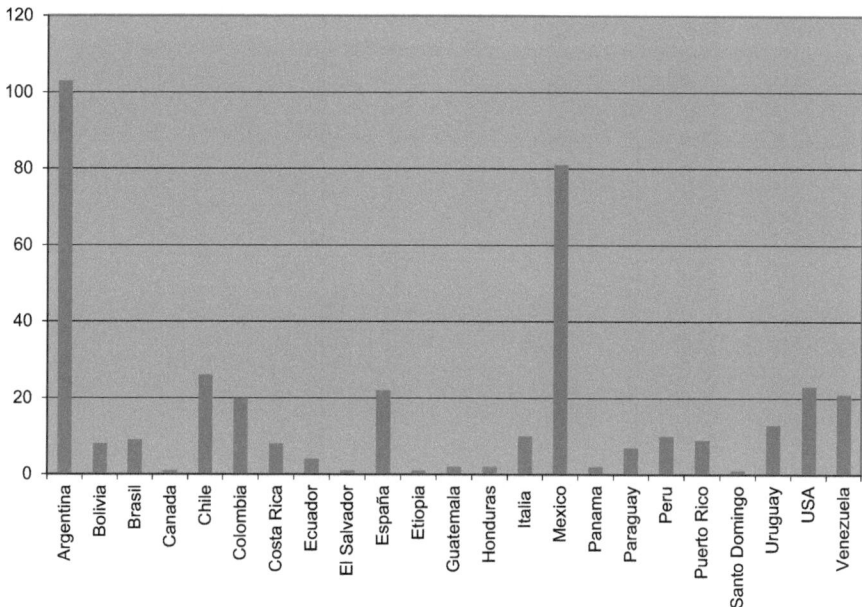

Grafico n°1. Cantidad de personas por país. Mariela Runco (2016). Fundación Penfigo.

➤ Cuál es su sexo

Si bien la enfermedad del Penfigo no tiene una predisposición genética ni preferencia con respecto al sexo, hay una mayor cantidad mujeres que la sufren en comparación con los hombres.

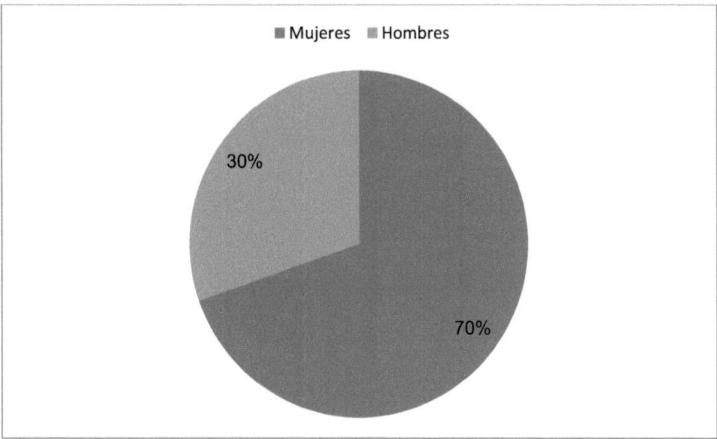

Grafico n°2. Sexo de pacientes. Mariela Runco (2016). Fundación Penfigo.

➢ Qué tipo de Penfigo padece

Se sabe, de acuerdo a los datos epidemiológicos de la tabla anterior, que la mayor prevalencia entre los diferentes tipos de Penfigo, es el Penfigo Vulgar en el continente europeo; pero se puede observar en la encuesta que se realizó, que hay una mayor cantidad de pacientes con Penfigo Foliáceo, podemos atribuir esto a, que como se observa en el primer gráfico, que la mayor cantidad de personas que contestaron, son del continente Americano, de todos modos, no se puede dar por sentado tal afirmación.

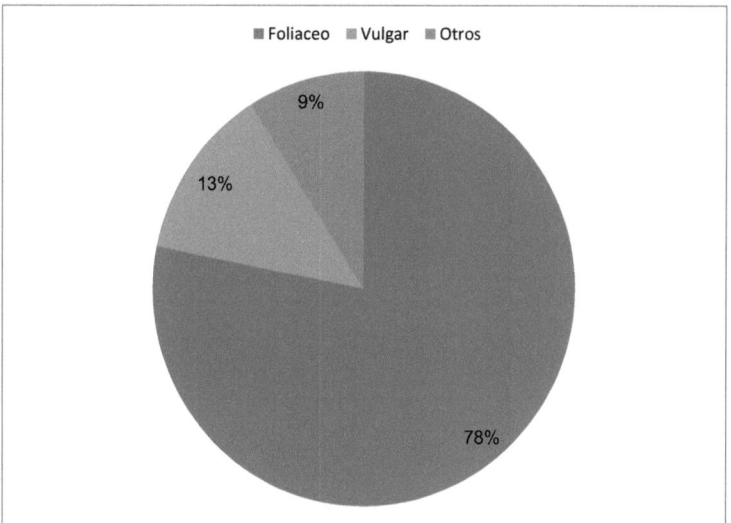

Grafico n°3. Número de pacientes según tipo de Penfigo. Mariela Runco (2016). Fundación Penfigo.

➢ Tiempo de demora en ser diagnosticado

Al hablar de una enfermedad que no es conocida, el tiempo en ser diagnosticada se extiende, ya que no se tiene mucha información sobre esta.

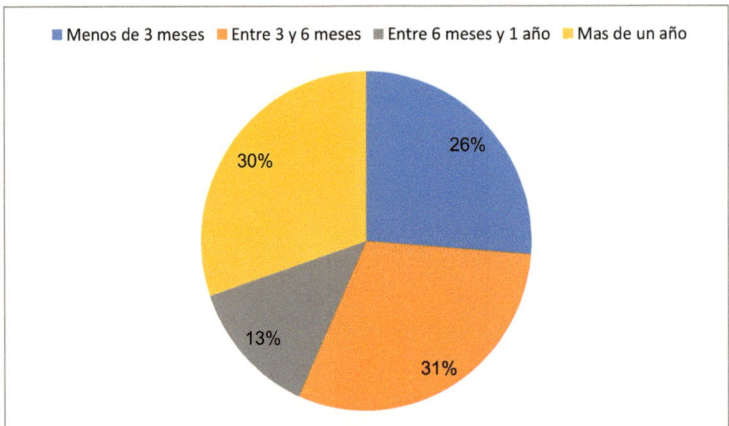

Grafico n°4. Número de pacientes según tiempo de demora del diagnóstico. Mariela Runco (2016). Fundación Penfigo.

> Realizo terapia psicológica

Esta enfermedad, además de ser somática, se considera psicosomática, ya que afecta la personalidad de la persona, su rutina diaria, por tal motivo, algunos de los pacientes que la padecen, reciben terapia psicológica para sobrellevar las consecuencias que genera la enfermedad.

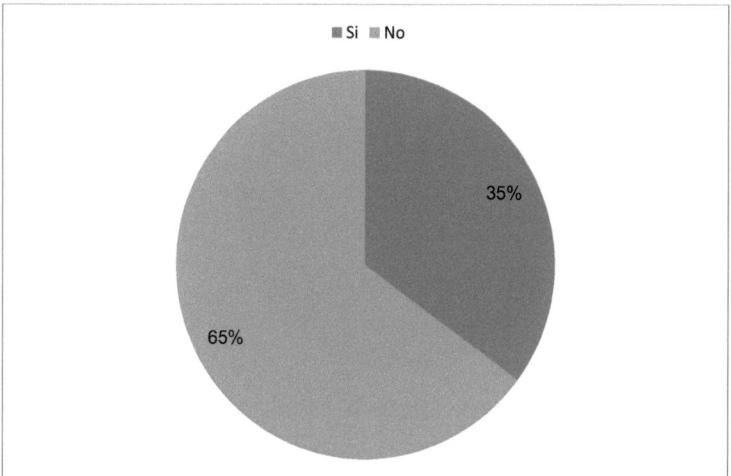

Grafico n°5. Número de personas que realizaron terapia psicológica. Mariela Runco (2016). Fundación Penfigo.

➢ Tipo de medicación que toma

El tratamiento para esta enfermedad no es solo con corticoesteroides, además se toman inmunosupresores para disminuir la respuesta inmunitaria; corticoesteroides tópicos, para tratar las llagas superficiales, entre otras.

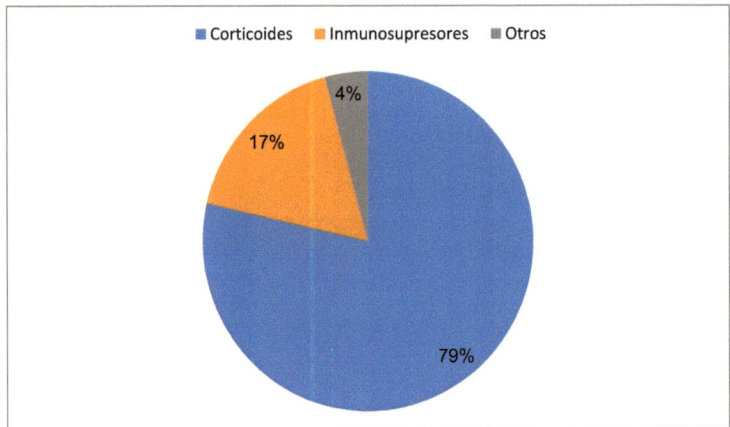

Grafico n°6. Número de personas según medicamento que usan. Mariela Runco (2016). Fundación Penfigo.

➤ Rebrote durante el tratamiento

Si bien, la enfermedad no tiene cura, con el tratamiento adecuado, se puede reducir los efectos negativos de esta, y en algunos casos, lograr la remisión completa o parcial de la de enfermedad. Pero algunas veces, a pesar de que se logra la remisión, el paciente puede sufrir uno o más rebrotes de la enfermedad.

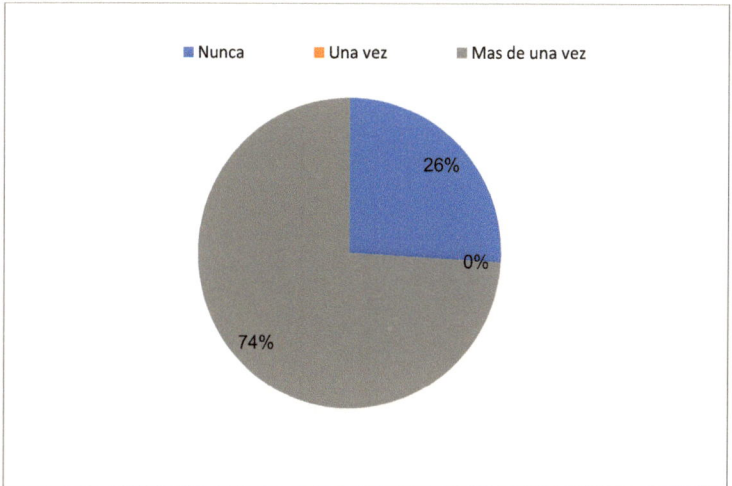

Grafico n°7. Número de personas que tuvieron rebrote de la enfermedad. Mariela Runco (2016). Fundación Penfigo.

➤ Aumento de peso

El tratamiento con corticoesteroides, además de las varias consecuencias que provoca, una de ellas es el notable aumento de peso, por esto, se debe controlar periódicamente los niveles de glucemia, lipidograma, entre otros estudios que el medico considere necesario.

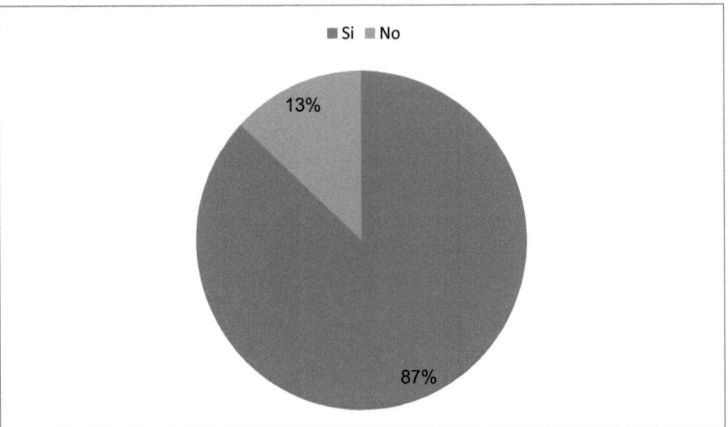

Grafico n°8. Número de personas que aumentaron de peso. Mariela Runco (2016). Fundación Penfigo.

➤ Fue diagnóstico con Síndrome de Cushing

Se puede observar que más del 50% de los pacientes termina padeciendo el Síndrome de Cushing, lo que sería lógico, debido a las altas dosis de corticoesteroides que toman, y lo largo que es el tratamiento.

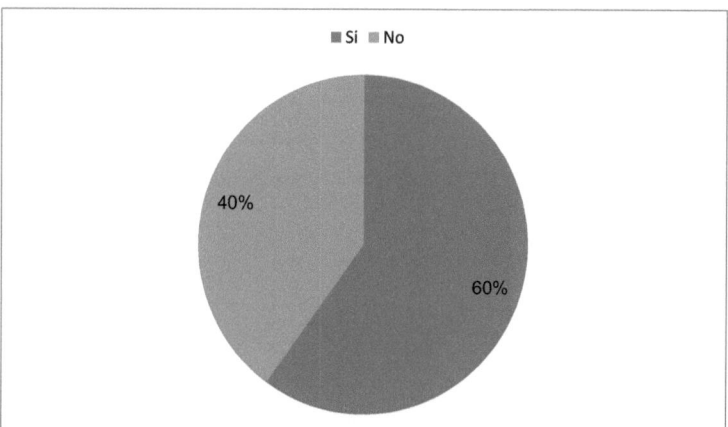

Grafico n°9. Número de personas que fueron diagnosticadas con Síndrome de Cushing. Mariela Runco (2016). Fundación Penfigo.

CONCLUSION

Actualmente no hay estudios científicos que establezcan de forma precisa, a partir de que dosis y/o duración del tratamiento de corticoesteroides empiezan a provocar en el paciente los signos del síndrome de Cushing.

Se han descrito signos del tal síndrome en pacientes con tratamientos de corticoesteroides con dosis superior o igual a 5mg/día y por periodos de más de dos meses de duración.

Además, para apreciar la aparición de estos efectos, a parte de la dosis y el tiempo de tratamiento, se debe tener en cuenta los factores de riesgo individuales de cada persona, las diferentes vías de administración y el tratamiento con otros fármacos.

BIBLIOGRAFIA

1. Calebotta P, Adriana. (2009). Pénfigo: una visión a través del tiempo. *Gaceta Médica de Caracas, 117*(1), 12-17. Recuperado en 16 de mayo de 2018, de http://www.scielo.org.ve/scielo.php?script=sci_arttext&pid=S0367-47622009000100004&lng=es&tlng=es

2. Jiménez-Soriano, Yolanda, & Díaz-Fernández, José Mª. (2004). Enfermedades ampollares en la cavidad oral: pénfigo. *RCOE, 9*(4), 439-447. Recuperado en 19 de mayo de 2018, de http://scielo.isciii.es/scielo.php?script=sci_arttext&pid=S1138-123X2004000400006&lng=es&tlng=es.

3. Milián-Masanet, Mª Angeles, &Sanchis-Bielsa, José M. (2004). Penfigoides: Revisión y puesta al día. *RCOE, 9*(4), 429-434. Recuperado en 22 mayo de 2018, de http://scielo.isciii.es/scielo.php?script=sci_arttext&pid=S1138-123X2004000400005&lng=es&tlng=es.

4. Camacho Alonso, Fabio, López Jornet, Pía, & Bermejo Fenoll, Ambrosio. (2005). Pénfigo vulgar: Presentación de catorce casos y revisión de la literatura. *Medicina Oral, Patología Oral y Cirugía Bucal (Ed. impresa), 10*(4), 282-288. Recuperado en 02 de junio de 2018, de http://scielo.isciii.es/scielo.php?script=sci_arttext&pid=S1698-44472005000400001&lng=es&tlng=es.

5. Milián, MA. (2004). Pénfigo vulgar. *Medicina Oral, Patología Oral y Cirugía Bucal (Ed. impresa), 9*(1), 91. Recuperado en 05 de junio de 2018, de http://scielo.isciii.es/scielo.php?script=sci_arttext&pid=S1698-44472004000100015&lng=es&tlng=es.

6. Libro: Patología estructural y funcional, Robbins y Cotran, novena edición, año 2015, editorial Elsevier Saunders.

7. Libro: Biología celular y Molecular, Lodish y colaboradores, quinta edición, año 2005, editorial Panamericana.

8. Libro: Histología, Ross y Pawlini, sexta edición, año 2012, editorial Panamericana.

9. Calle Isaza, Juliana, Ávila Gómez, Isabel Cristina, Abreu Vélez & Ana María. (2014). Enfermedades ampollosas autoinmunes del grupo de los pénfigos. Latreia. Recuperado en 01 de junio de 2018 de http://www.redalyc.org/articulo.oa?id=180531324007>

10. Periut González, Lena Sofía, Gutiérrez Rufin&Maislete. (2011). Síndrome de Cushing secundario al uso de esteroides. Panorama Cuba y Salud. Recuperado en 05 de junio de 2018 de <http://www.redalyc.org/articulo.oa?id=477348945008>

11. Valencia Ocampo, Óscar Jairo, Velásquez – Lopera & Margarita M. (2011). Inmunopatogenia del pénfigo vulgar y el pénfigo foliáceo. Latreia. Recuperado 05 de junio de 2018 de http://www.redalyc.org/articulo.oa?id=180522550006

12. Nieman LK, Biller BM, Findling JW, Newell-Price J, Savage MO, Stewart PM &Montori VM. (2008). The diagnosis of Cushing'ssyndrome: anEndocrineSocietyClinicalPracticeGuideline. J ClinEndocrinolMetab. Recuperado en 15 de junio de 2018 de https://www.ncbi.nlm.nih.gov/pmc/articles/PMC2386281/

13. Hoes JN, Jacobs JWG & Boers M. (2007). EULAR evidence-basedrecommendationsonthemanagement of systemicglucocorticoidtherapy in rheumaticdiseases. Recuperado en 15 de junio de 2018 de https://www.ncbi.nlm.nih.gov/pmc/articles/PMC2095301/

14. Huscher D, Thiele K, Gromnica-Ihle E, Hein G, Demary W, Dreher R, Zink A &Buttgereit F. (2009). Dose-relatedpatterns of glucocorticoid-inducedsideeffects. Recuperado en 16 de junio de 2018 de https://www.ncbi.nlm.nih.gov/pubmed/18684744

15. Da Silva JA, Jacobs JW, Kirwan JR, Boers M, Saag KG, Inês LB, de Koning EJ, Buttgereit F, Cutolo M, Capell H, Rau R &Bijlsma JW. (2006). Safety of lowdoseglucocorticoidtreatment in rheumatoidarthritis: publishedevidence and prospective trial data. Recuperado en 16 de junio de 2018 de https://www.ncbi.nlm.nih.gov/pubmed/16107513

16. Bystryn JC, Rudolph JL. Pemphigus. *Lancet,* (2005), Vol. 366 Issue 9479, p61-73

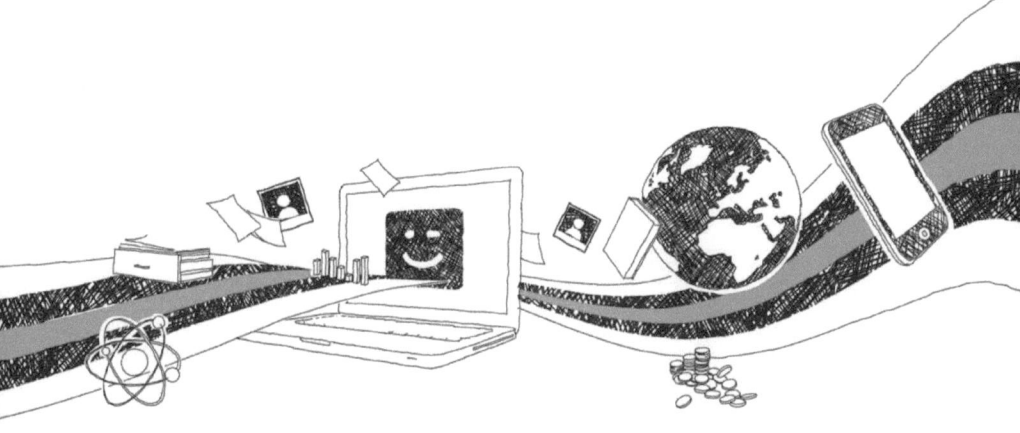
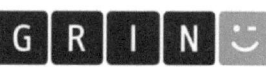